De l'Hypertension artérielle

et des

— Bains carbo-gazeux —

de ROYAT

par

M. le Docteur ROMEUF

Médecin consultant

— à ROYAT —

CLERMONT-FERRAND

IMPRIMERIE MODERNE, Mme A. DUMONT, DIRECTRICE

15, rue du Port. — Téléphone 1-53

—

1923

De l'Hypertension artérielle

et des

— Bains carbo-gazeux —

de ROYAT

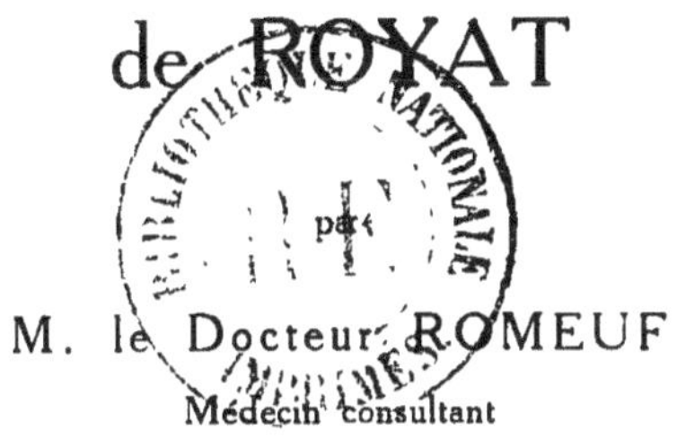

par

M. le Docteur ROMEUF

Médecin consultant

— à ROYAT —

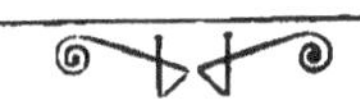

CLERMONT-FERRAND

IMPRIMERIE MODERNE, Mme A. DUMONT, DIRECTRICE

15, rue du Port. — Téléphone 1-53

—

1923

De l'Hypertension artérielle

ET DES

== Bains carbo-gazeux ==

de ROYAT

AVANT PROPOS

Quand, au cours d'une investigation clinique, on rencontre chez un sujet qui a dépassé ou même simplement atteint la quarantaine, un syndrôme constitué par de la céphalée à prédominance occipitale et nocturne, de l'essoufflement au moindre effort, dont il est toujours possible de situer les débuts, et enfin, de la nycturie, il est de geste réflexe chez le praticien, de saisir un sphygmomanomètre afin de vérifier la pression artérielle et de voir si elle n'est pas augmentée.

Un tel syndrôme, en effet, est en règle générale révélateur d'hypertension et ceci même en l'absence de tout un groupe de divers autres symptômes et malaises qui constituent le cortège habituel de cette affection : vertiges, bourdonnements d'oreilles, épistaxis, tachycardie, hypertrophie cardiaque avec ou sans bruit de galop, claquement du 2e bruit à la base, hémorragie rétinienne. (1)

Un régime sévère accompagne presque toujours un tel examen, car — il faut le dire — le diagnostic de l'hypertension artérielle comporte toujours un élément de gravité, avec lequel on ne joue pas, surtout à une époque où, selon l'expression imagée de M. Landouzy, ancien doyen de la Faculté de Médecine de Paris : « l'homme abandonné à lui-même, se fausse gaiement le cœur, durcit volontairement ses artères et brûle les étapes de sa vie organique comme il brûle les étapes de sa vie de relations, de sa vie affective et professionnelle. »

---

(1) Pour mémoire seulement et parce qu'ils sont signes précurseurs d'une hémorragie cérébrale menaçante, nous ajouterons encore à cette énumération déjà longue, mais indispensable : l'amaurose, l'hémianopsie, l'amblyopie et la diplopie transitoire, sur lequelles nos maîtres en cardiologie ne se lassent pas d'attirer l'attention.

Des sédations remarquables accompagnent souvent les restrictions imposées, il n'en est pas moins vrai, il faut bien l'avouer, que l'affection suit malgré tout son chemin en subissant seulement un simple temps d'arrêt.

Dans des cas plus fâcheux mêmes, l'amélioration obtenue n'est que peu sensible ; les symptômes subjectifs persistent, au grand émoi des malades et pour le plus grand ennui de beaucoup de nos confrères qui, fidèles à une doctrine ancienne, croient avoir usé vainement de leur arme la meilleure. Or, un traitement existe, reconnu d'efficacité certaine par nombre de nos maîtres en Faculté (Landouzy (1), Carnot, Rathery (2), de Paris ; Etienne et Perrin, de Nancy ; Pierret, de Lille, etc., etc.) et capable de modifier l'état de ces derniers malades, au point de faire varier le pronostic à leur sujet.

Déjà très apprécié du corps médical, puisque la Station de Royat, où il s'applique, occupe aujourd'hui *la cinquième place dans l'ordre d'importance de nos stations thermales françaises*, ce traitement mérite d'être diffusé plus encore, pour le plus grand bénéfice des nombreux hypertendus que fait découvrir chaque jour, l'usage devenu familier de la sphygmomanométrie.

Entrepris dans ce but, l'opuscule que nous écrivons traitera tour à tour de l'action physiologique des bains carbo-gazeux que nous administrons communément à nos malades, de la cure de diurése qui leur est généralement associée et sur laquelle nous émettrons quelques considérations relatives aux conséquences que peut avoir sur l'organisme *des uricemiques* la radio-activité de nos eaux.

Un bref exposé des indications formelles de Royat, consécutives aux remarques faites, ainsi qu'aux résultats obtenus, servira enfin de conclusion logique à ce travail

(1) Extrait d'une conférence écrite de M. Landouzy :

« Sachez que Royat soulage, améliore, guérit nombre de troubles cardiaques, aortiques, vasculaires périphériques.

.. Ce sont ces malades qui, affaiblis, douloureux, impotents du cœur qu'ils étaient en arrivant, s'en vont singulièrement réconfortés, ayant subi cette cure d'orthopéd e à laquelle je faisais allusion tout à l'heure, etc., etc. »

(2) Extrait d'une conférence écrite de M. Rathery :

« Je voudrais que vous reteniez surtout une chose : c'est que Royat doit avant tout, soigner les hypertendus, les malades atteints d'affections cardio-vasculaires avec les manifestations multiples qui se rencontrent au cours de l'hypertension dans la goutte, le diabète, et sont en somme des complications de ces maladies, et que la grande indication de Royat est et doit rester avant tout : les phénomènes d'hypertension artérielle. »

Actions physiologiques du bain carbo-gazeux

Le bain carbo-gazeux est la base essentielle du traitement de Royat, et l'on peut dire que tout profane est à même de s'en rendre compte, en suivant, les yeux fixés sur l'aiguille d'un oscillomètre de Pachon appliqué au bras du patient qui vient d'être immergé, une chûte de pression de 3 et 4 $^{c/m}$ Hg, réalisée en l'espace de quelques minutes.

D'abord enregistrée de façon empirique, cette constatation, vraiment édifiante, ne relevait d'aucune explication rationnelle, et on peut dire que sa seule observation devait suffire alors, à légitimer les traitements auxquels elle donnait lieu.

Fort heureusement, il n'en est plus ainsi de nos jours, et nous allons avoir la satisfaction d'en fournir ici même, une interprétation rationnelle et scientifique, en envisageant la succession des phénomènes physico-physiologiques, qui régissent toute la première période du bain.

C'est tout d'abord, — phénomène placé à l'origine de tous les autres — l'accumulation sur toute la surface immergée, pour peu que le malade veuille consentir à demeurer immobile, d'une multitude de bulles de gaz carbonique, dont l'action excitante sur les papilles du derme provoque une rubéfaction (2e phénomène) de tout le segment cutané sous jacent aux bulles. Traduite subjectivement chez le malade par une sensation de piccotements et de chaleur, cette rubéfaction fort sensible à l'œil, est pour nous l'indice d'une vaso-dilatation périphérique d'ultime importance qui nous permet de concevoir en même temps que la possibilité d'un *fléchissement appréciable* de la pression, une absorption notable par l'organisme du gaz CO_2 (3e phénomène) déposé sur la peau, et dont il est facile d'imaginer toutes les conséquences. C'est d'une part, une nouvelle vaso dilatation (4e phénomène) généralisée cette fois à l'ensemble des artérioles de l'organisme, qui ne peut, de toute évidence, manquer d'accentuer l'abaissement de pression déjà amorcé, et d'autre part, une action cardio modératrice dont nous allons nous occuper incessamment.

Notons pour l'instant, en ce qui a trait à la prévision d'une absorption massive de gaz CO_2, au niveau des téguments et à une vaso-dilatation centrale consécutive, qu'elle se vérifie entièrement :

1° Par l'élévation à un chiffre supérieur à l'unité, du coefficient respiratoire CO_2 pris sur un sujet immergé, respirant à l'air libre ;

2° Par la *diurèse abondante*, supérieure à la normale qui accompagne le bain.

L'ACTION CARDIO-TONIQUE

La durée du bain se prolongeant, d'autres modifications interviennent qui portent encore sur l'équilibre circulatoire.

Apparemment dirigées en sens inverse des précédentes, si l'on se fie au léger relèvement de la pression qui marche de pair avec elles, leur action, bien qu'éminemment favorable sur tout myocarde défaillant risquerait fort d'être méjugée en dehors d'une analyse minutieuse.

Cette dernière, facile d'ailleurs à effectuer, consiste simplement :

1° *A noter, pour l'interpréter sainement ensuite, une bradycardie relative, concommittante.*

2° *A étudier sur plusieurs orthodiagrammes pris en cours de traitement le retour au volume normal d'un cœur qui vient de commencer une légère dilatation.*

La bradycardie. — Disons tout de suite à son propos que, toujours très sensible, puisqu'elle porte sur une chiffre moyen d'une dizaine de pulsations (jusqu'à 50 dans le goître exophtalmique), cette brachycardie ne saurait en aucune façon être considérée comme paradoxale parce que simultanée aux phénomènes de vaso-dilatation signalés.

Facilement rattachable, à une excitation du nerf pneumogastrique, qu'engendre l'excès de gaz CO_2, alors enfermé dans le sang, et que traduisent au même moment une réduction sensible de la fréquence inspiratoire, et un accroissement parallèle des ampliations pulmonaires, cette bradycardie doit être envisagée de toute évidence, en effet, comme le résultat d'un réflexe cardio-modérateur, qui la met en parfait accord avec la loi de Marey sur la circulation.

« *Si toutes choses restant égales du côté du système nerveux,* on diminue fortement la résistance peuphérique, on accélère le rythme cardiaque ».

Sous son influence salutaire, le cœur allonge et renforce ses systoles, ainsi qu'en témoignent une augmentation des périodes oscillatoires et un relèvement très appréciable de l'indice.

Une forte régression de la dilatation dont le cœur a quelquefois été l'objet se produit. Et, si par surcroît la pression artérielle abaissée dans les minutes qui précèdent, esquisse un retour offensif, toujours peu accusé d'ailleurs, elle n'est, comme l'indice lui-même, qu'une manifestation du renouveau de tonicité.

La rétrocession de la dilatation du cœur. — Nous ne dirons plus qu'un mot à son sujet, c'est que constatée à plusieurs reprises par M. Landouzy, dans les conditions stipulées, cette rétrocession est devenue si familière à tout crénothérapeute de Royat, que son absence l'oblige toujours, quand elle se produit, à porter un pronostic défavorable au cas qui l'enregistre.

La figure ci-dessous empruntée à la collection même de M. Landouzy donnera une idée judicieuse de tout le chemin que peut parcourir un cœur, en voie de retour à la normale.

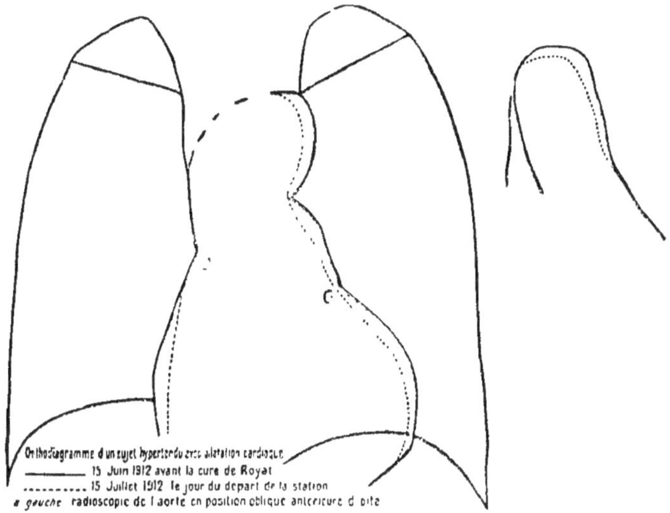

Premières conclusions. — A quelque variété qu'appartiennent les hypertendus qui viennent à Royat, on peut les classer en deux catégories :

a) *Ceux dont il suffit d'amender la pression pour les débarrasser de leurs malaises : ce sont les plus favorisés ;*

b) *Ceux dont il faut surtout tonifier le cœur pour parer à une asystolie menaçante.*

Il va de soi, ainsi qu'il résulte de ce qui précède, que le bain carbo-gazeux peut remplir l'un et l'autre office, pourvu que l'on surveille attentivement sa durée. Cependant, comme la durée n'est ici, qu'une fonction de la quantité de CO_2 absorbée par l'organisme au niveau des téguments, et que la richesse de nos eaux en ce qui concerne ce gaz est considérable : Source Eugénie : 0 gr. 38 par litre ; Source César : 1 gr. 23 par litre ;

Source Saint-Victor :1 gr. 49 par litre ; Source Saint-Mart :
1 gr. 70 par litre; la Compagnie thermale a créé toute une gamme
de bains à concentration carbonique plus ou moins forte, qui
nous permettent d'obtenir à volonté et dans un minimum de
temps, l'action la plus appropriée au cas dont il s'agit.

Parmi ces bains divers, deux surtout sont à retenir, non
seulement parce que ce sont les plus utilisés, mais aussi parce
que confectionnés au moyen de l'eau provenant d'une même
source : la Source Eugénie, dont l'énorme débit (1.000 litres
par minute) eût suffi à lui seul à fonder Royat, ils diffèrent
cependant l'un de l'autre de la manière la plus nette par leur
teneur inégale en CO_2.

Evidemment, ce résultat est dû à un artifice : on déverse
dans de grands bassins étanches pour l'abandonner ensuite à
un repos de douze heures, toute la quantité d'eau nécessaire
à la préparation des bains à concentration gazeuse relativement
faible, tandis que l'on conduit directement du griffon aux bai-
gnoires celle destinée à la constition des bains plus chargés en
gaz carbonique.

Comme ils sont tous dénommés : bains Eugénie, on évite
de les confondre en ajoutant au mot Eugénie, les lettres A et B :
A désignant ceux dont la teneur en CO_2 est faible, et B : ceux
dont la concentration en CO_2 est la plus forte.

Considérés à l'Etablissement, ils fournissent d'eux-mêmes,
par ailleurs, un élément de distinction absolue qui réside dans
la dissemblance de leur aspect physique. Alors que les premiers, ont pris, grâce au départ d'une fraction CO_2, une colo-
ration rouillée que détermine une *précipitation colloïdale* de
carbonate de fer, les seconds conservent — parce que directement branchés sur la source — toute la transparence de l'eau
mère prise dans son état natif.

*
* *

Plus carbo gazeux encore que les bains Eug.-B., les bains
César et St Mart s'emploient avec le plus grand succès dans le
traitement de l'asthénie du myocarde. Leur basse température
— toujours génératrice d'une bouffée hypertensive —, et la
brutalité de leur action les rendent cependant d'un usage déli-
cat chez les malades dont le fléchissement cardiaque est secon-
daire à l'hypertension. Nous préférons de beaucoup les réserver
aux sujets jeunes dont la myocardite provient d'une insuffisance
encore mal compensée, à moins qu'elle ne soit une séquelle
d'une maladie aiguë : exemple . fièvre typhoïde.

ORDONNANCEMENT DES BAINS

La connaissance que nous avons de l'action physiologique du bain carbo-gazeux, et les mesures rigoureuses que donnent de la pression artérielle les instruments modernes de sphygmomanométrie pourraient laisser croire à nos confrères qu'il nous est loisible de formuler des règles^e fixant l'ordonnancement de nos bains. Eh bien ! il n'en est rien, et, nous sommes sûrs de les amener à cet avis, quand nous les aurons prévenus qu'avant de déterminer la durée d'immersion profitable à un cas donné ; nous sommes toujours obligés de tenir grand compte de la sensibilité que présente au gaz CO^2 le système nerveux de chacun de nos malades.

Cette mise au point indispensable faite, nous allons néanmoins, dans le désir de satisfaire la curiosité légitime que provoque ce chapitre, esquisser dans ses grandes lignes, la méthode qui nous permet, non seulement de préciser, avec la durée, les modalités et le nombre des immersions nécessaires à chaque cas particulier, mais encore, de contrôler les résultats partiels obtenus en cours de traitement.

Cette méthode, entièrement basée sur les principes qui régissent toute science expérimentale, consiste à observer attentivement en la circonstance, les variations qu'apporte au régime circulatoire l'influence du gaz carbonique.

Nous croyons pouvoir affirmer que nous arrivons à ce but en effectuant fréquemment — au moins tous les trois ou quatre jours — la mesure des abaissements graduels et quotidiens des pressions Mx, Mn (1), ainsi que celle de l'accroissement habituellement régulier de l'indice, que nous comparons chaque fois à la différentielle de Martinet, prise au cours d'une même séance. (2)

Ces diverses mensurations, — évidemment accompagnées d'un examen clinique — sont pratiquées par nous, soit dans

----

(1) Nous ne croyons pas inutile de souligner dans ce renvoi, le fléchissement parallèle et proportionnel durant le bain, des chiffres qui donnent les pressions maxima et minima, ce qui nous met à l'abri de tout danger.

(2) Et ceci en vertu d'une loi formulée, en 1916, par notre ancien maître, M. Billard, Directeur de l'Ecole de Médecine de Clermont-Fd : Mx — Mn le

l'instant qui suit l'immersion (alors, dans la cabine annexée à celle du bain), soit au contraire à une époque éloignée du bain, quand la pression maxima a subi sous l'influence de l'exercice, une élévation qui la place à un chiffre intermédiaire entre ceux d'avant et d'après l'immersion.

Tandis que le premier procédé nous permet visiblement, en effet, de décider, à l'abri de toute erreur, la durée rigoureuse ainsi que toute variation à apporter aux balnéations les plus proches, le deuxième, de par la vision qu'il donne de la stabilité des résultats obtenus, nous renseigne lui, de manière optima, sur le pronostic à formuler.

Voici au surplus, à titre d'exemple, deux schémas de traitement prélevés parmi ceux de notre pratique courante. Leur caractère objectif exposera, mieux que toute dissertation, chacun des points que nous venons d'énoncer :

BAINS EUGÉNIE (A)

JOURS	DURÉE DU BAIN	RÉSULTATS APRÈS LE BAIN		RÉSULTATS ÉLOIGNÉS		DURÉE des 3 bains qui suivent
		PRESSIONS	INDICE	PRESSIONS	INDICE	
Le 1er	Avant le bain	$Mx = 21$; $Mn = 10$	3			
	Après 12 minutes de bain eau dormante	$Mx = 18$; $Mn = 9$	4			15 minutes eau dormante
Le 3	15 minutes eau dormante	$Mx = 16\ 1/2$; $Mn = 8\ 1/2$	5			«
Le 6	«	$Mx = 16$; $Mn = 8\ 1/2$	5			20 minutes eau dormante
Le 9	20 minutes eau dormante			$Mx = 17\ 1/2$; $Mn = 9$	4 1/2	15 minutes petit courant
Le 12	15 minutes petit courant	$Mx = 16$; $Mn = 8\ 1/2$	6			«
Le 15	«	$Mx = 15\ 1/2$; $Mn = 8\ 1/2$	5 1/2			20 minutes petit courant
Le 18	20 minutes petit courant	$Mx = :6$; $Mn = 8\ 1/2$	6			«
Le 21	«			$Mx = 17$; $Mn = 9$	5	

CONCLUSION : Chûte très appréciable de la pression, et très bon indice, qui ramènent le cœur à la normale. Très bon pronostic.

BAINS EUGÉNIE (A)

JOURS	DURÉE DU BAIN	RÉSULTATS APRÈS LE BAIN		RESULTATS ELOIGNÉS		DURÉE des 3 bains qui suivent
		PRESSIONS	INDICE	PRESSIONS	INDICE	
Le 6	Avant le bain	$Mx = 24 ; Mn = 11$	4 1/2			
	Après un bain de 14 minutes eau dormante	$Mx = 22 ; Mn = 10\ 1/2$	5			18 minutes eau dormante
Le 9	18 minutes eau dormante	$Mx = 20 ; Mn = 10$	6			«
Le 12	«	$Mx = 19\ 1\ 2 ; Mn = 10$	6			21 minutes eau dormante
Le 15	21 minutes eau dormante	$Mx = 19\ 1/2 ; Mn = 9\ 1/2$	7			«
Le 18	«			$Mx = 20 ; Mn = 10$	6	15 minutes eau dormante ; 5 minutes petit courant
Le 21	15 minutes eau dormante ; 5 minutes, petit courant	$Mx = 19\ 1,2 ; Mn = 9\ 1/2$	7 1/2			«
Le 24	«	$Mx = 20\ 1\ 2 ; Mn = 9\ 1,2$	8			15 minutes eau dormante
Le 27	15 minutes eau dormante			$Mx = 20 ; Mn = 9\ 1/2$	6	

CONCLUSION : Flechissement appréciable de la pression. accompagnée d'un relevement de l'indice. — Le pronostic est favorable.
NOTA. — On remarquera dans ces deux observations que la 2ᵉ moitié du traitement ne fait que stabiliser les résultats de la première.
(Compte rendu) — Observation que nous sommes souvent appeles à faire —

CURE DE DIURÈSE

Parallèlement à la cure balnéaire et toutes les fois que la viscosité sanguine de nos malades l'autorise, nous avons coutume de leur faire suivre une cure adjuvante de diurèse, que facilite la concentration saline de nos eaux, dont la densité variable pour chacune d'elles, est néanmoins pour toutes, inférieure à celle du sérum sanguin.

Comme à Evians et à Vittel nous notons il va sans dire, à la suite de l'absorption de ces liquides, une augmentation sensible de l'élimination urinaire capable d'exercer les plus heureuses conséquences sur l'organisme qu'elle épure d'une forte fraction de ses toxines et déchets, ainsi qu'en témoignent durant toute cette période, l'amélioration des dosages, relatifs à l'azotémie et à la constante d'Ambard.

Mais, une autre propriété de nos eaux se surajoute à celles qui viennent d'être produites, qui nous incite plus encore peut-être à recommander leur ingestion. Nous voulons parler de la puissante radio-activité qui les caractérise et dont on trouvera ci-après, page 14, les chiffres officiels.

Sans nul doute, à notre avis, c'est en effet à cette radio-activité qu'il faut attribuer, chez nos nombreux *hypertendus uricémiques* l'élimination abondante de sables urinaires (indice certain de modifications profondes du terrain, qui s'est montré, pour le moins que l'on puisse dire, favorable au développement de l'hypertension) que nous constatons si fréquemment du 6ᵉ au 8° jour, en notant l'apparition aux mêmes dates, chez tous ceux-ci, soit un endolorissement pluri-articulaire, soit une sensation de malaises généralisés à tout l'ensemble de l'organisme.

Ayant grand désir de faire partager nos vues à ce sujet, nous demandons instamment au lecteur, de bien vouloir opérer le rapprochement qui s'impose, entre les deux textes reproduits ci-dessous. Ainsi qu'on le verra, le premier se rapporte à une conférence magistrale de M. Landouzy. relatant les faits que nous venons de signaler quant à l'élimination des sables urinaires durant notre période de cure ; le deuxième, à une communication scientifique du professeur Teissier de Lyon, (écrite en collaboration avec M. Rebattu), qui soumet couramment les malades goutteux de son service, à un séjour répété au sein d'une atmosphère imprégnée d'émanations du radium.

INSTITUT D'HYDROLOGIE
Laboratoire de Chimie-Physique
COLLÈGE DE FRANCE
place Marcellin-Berthelot
—: —

PARIS, le 19 Mai 1923.

Cher Monsieur,

Voici :

Les résultats définitifs concernant la radioactivité des Sources de ROYAT. Je n'ai pu les calculer qu'après avoir déterminé expérimentalement deux facteurs de correction importants pour lesquels les recherches sont achevées depuis quinze jours à peine. (Ce travail sera présenté vendredi prochain à la Société chimique).

Les résultats suivants, joints à ceux concernant d'autres Stations, seront présentés à L'Académie des Sciences courant Juin.

RADIOACTIVITÉ DES SOURCES DE ROYAT

SOURCE	DATE du prélèvement	Température	EMANATION DU RADIUM en Millimicrocuries par litre à l'émergence.		Puissance Radioactive en m	
			EAU	GAZ à 0° - 760 m/m	EAU	GAZ
Saint-Victor	27/9/22	21 ° 2	15,35	35,2	0,98	«
Saint-Mart	29/9/22	28 ° 8	14,50	49,7	18,1	«
Eugénie	26/9/22	33 ° 4	0,40	3,2	3,2	26,8
César	25/9/22	27 ° 2	0,37	1,6	0,07	«
Velleda	29/9/22	«	0,88	«	1,17	«

Veuillez croire cher Monsieur, à mes sentiments les meilleurs.

Signé : LEPAPE.

Extrait d'une conférence écrite de M. Landouzy, après un certain nombre de jours de traitement à Royat (1912) :

« Il se fait une augmentation dans l'excrétion de l'urée, de l'*acide urique*, une élévation du rapport azoturique et du coefficient d'oxydation du soufre. Je n'insiste pas sur les détails, vous devez comprendre quelles modifications cela signifie dans les *échanges cellulaires et intra-cellulaires*.

. . . .

« Quand on veut poursuivre plus avant ces analyses des réactions chez les malades, et qu'on fait des études hématologiques on s'aperçoit que le taux de l'hémoglobine est élevé, jusqu'à 20 % chez certains baigneurs ;

« Que le chiffre des hématies augmente quelquefois d'un million, que les leucocytes, phénomène très important, sur lequel j'appelle toute votre attention, que les leucocytes augmentent de 5 à 6.000), avec rupture de l'équilibre leucocytaire en faveur des mononucléaires, ceux-ci augmentant dans une moyenne assez appréciable, puisqu'elle peut aller jusqu'à 14 %.

« Je ne m'excuse pas auprès de vous, parce que ces détails sont importants. Ils prouvent que l'observation de nos anciens était joliment juste, quand ils parlaient de « fièvre thermale », quand ils essayaient, avec les méthodes dont ils disposaient, de noter le travail qui se faisait dans l'économie, qu'ils saisissaient « *la crise des sables apparaissant du septième au dixième jour de la cure* ».

. . . .

« Cette crise ne va pas sans un certaine fatigue, un certain changement, appréciable, soit dans la modalité du sommeil, soit dans la modalité de l'élimination urinaire ou du fonctionnement des appareils circulatoire, digestif ou nerveux... »

Extrait d'un article médical de MM. Teissier et Rebattu, de Lyon :

« L'émanothérapie produit chez les goutteux, qui ont une rétention d'*acide urique une véritable décharge d'acide urique urinaire ;* après quoi, le taux de l'acide urique excrété tombe à un chiffre inférieur à celui qu'on observait au début.

« On obtient généralement la disparition de l'acide urique du sang.

. . . .

« Les premiers jours de la cure, on ne constate aucune modification appréciable. Puis, très souvent, *entre le sixième et le douzième jour de la cure*, on voit survenir une exacerbation des douleurs, sur l'interprétation desquelles nous aurons à revenir ; quelquefois même, la tuméfaction des articulations malades augmente légèrement. Quelques jours encore et les douleurs deviennent moins vives et disparaissent progressivement.

. . . .

« Nous avons vu des malades transportés dans l'émanathorum où ils restaient étendus sur un matelas, à cause de l'impossibilité où ils se trouvaient de s'asseoir sur une chaise, venir au bout de 8 jours avec des béquilles qu'ils abandonnaient bientôt pour une canne dont ils ne tardaient pas à pouvoir se passer.

Ici, une remarque : Si le malade absorbe inévitablement par voie digestive au moyen de la cure de diurèse une quantité appréciable d'émanation radioactive, nous devons signaler que la cabine de bains réalise un émanathorium naturel où une fraction des gaz radioactifs répandus dans l'atmosphère pénètrent encore dans l'organisme par la muqueuse pulmonaire.

Partant de ces considérations, comment réalisons-nous la cure de diurèse ?

Selon deux procédés qui répondent : **l'un à la cardiopathie dont le malade est porteur** — ce qu'il faut ne pas oublier —, **l'autre, à la plus grande vitalité de l'eau minérale prise à la source.**

Chez le malade *hypertendu gravement atteint*, nous nous centenons du premier procédé : faire absorber l'eau, le matin à jeun, deux heures avant le lever, afin de bénéficier de la position de décubitus. *Chez tout autre*, nous usons largement du deuxième, en recommandant en plus, une ingestion répétée du liquide au griffon même de la source, chaque ingestion devant être suivie d'une longue période de repos.

Disons enfin pour terminer que nous avons aussi l'habitude de sélectionner nos sources selon le tableau ci-dessous :

a) **Aux cardio-renaux** : Les sources *César* et *Velleda*, à faible tension superficielle : César, 7 milligr. 425 ; Velleda, 7 milligr. 387, et dont la concentration saline est seulement de : César, 2 gr. 85 ; Velleda : 0 gr. 27.

a) **Aux arthritiques** : La source *Saint-Mart*, dénommée *fontaine des goutteux* et dont nous prenons plaisir à souligner encore la forte radioactivité. Emanation du radium en millimicrocuries par litre à l'émergence :
> *a)* Eau : 14,50.
> *b)* Gaz à $0°$—$760^{m/m}$: 49,7.
> Puissance radioactive : 18,1.

c) **Aux dyspeptiques hyperchlorydriques** La source Eugénie que désigne sa grande alcalinité.

d) **Aux anémiques** enfin, *et nous visons surtout les asthéniques qui nous viennent.*
> La source Saint Victor, dont la teneur en fer et arsenic n'est pas inférieure à Fe : 0 gr. 056 ; As : 0 gr. 0045. (1)

Si à ces quantités de fer et d'arsenic qui les rapprochent singulièrement des eaux de La Bourboule, nous ajoutons que l'eau de cette source est également très radioactive : eau : 15,35; gaz : 35,2 et que la Station de Royat est située à une altitude de 450 m. (demi-montagne) on aura vite fait d'imaginer quel profit peut retirer d'un séjour à Royat l'enfant lymphatique issu de souche arthritique, prédisposé de par sa naissance à répéter en les aggravant les troubles présentés par ses ascendants.

La cure de diurèse pratiquée, chez lui dès le jeune âge, a les plus grandes chances de le débarasser entièrement, des vices de nutrition dont il est porteur.

Quels Malades faut-il adresser à Royat?

Ce que nous avons déjà dit ,au cours de cet exposé déjà long, laisse suffisamment entrevoir quels malades sont justiciables de Royat.

I. — Ce sont tout d'abord : les **hypertendus**, à quelque pathogénie qu'ils appartiennent :

A) *Simples spasmodiques intoxiqués* (hypertendus oscillants de Landouzy).

B) *Aortiques* (1) ayant commencé une sclérose de l'aorte et ayant déjà présenté ou non *la forme mineure* de l'angine de poitrine.

C) *Artério-cléreux* plus avancés, ayant des lésions athéromateuses sur la presque totalité de leur système artériel.

D) *Cardio-renaux.*

E) Et enfin les sujets *victimes d'une hypersecrétion des glandes en chromaffines.*

Chez tous en effet, et plus encore chez les premiers, il y a un spasme des artérioles périphériques que provoque, selon M. Huchard, l'action néfaste des toxines présentes, dans chacun de ces cas, dans l'organisme : spasme dont vient à bout nous l'avons vu, le gaz CO^2 utilisé à Royat dans son état *natif ionisé.*

II. — Ce sont, en deuxième lieu : **les uricemiques**. Soulignons de nouveau à leur sujet, la fréquente association de l'uricemie et de l'hypertension artérielle.

III. — Ce sont enfin, les **astheniques du myocarde** :

A) *Vieux hypertendus*, dont le cœur a déjà subi un commencement de dilatation qu'il faut s'efforcer de faire rétrocéder.

B) *Malades porteurs d'une insuffisance mal compensée*, qui ont besoin de tonifier plutôt que d'hypertrophier leur myocarde.

C) *Les gens à rythme cardiaque* déréglé : *maladie de Basedow, tachycardie paroxystique, femmes parvenues à l'âge de la menopause* dont il y a grand intérêt à ralentir le nombre des pulsations.

---

(1) Nous nous permettons de signaler à ce sujet, que dans un travail que nous avons publié l'année dernière, chez Jouve, Imprimeur, 15, rue Racine, Paris, sous le titre de : « Etude des réactions élastiques de l'aorte, jugées d'après la courbe oscillamétrique », nous indiquons le moyen de faire un diagnostic essentiellement précoce de toute dégénérescence scléreuse de l'aorte, et ceci avant que la clinique et la radiographie aient pu être à même de l'affirmer.

CONTRE INDICATIONS

Des contre indications cependant existent que nous ne saurions passer sous silence, soit que nos bains puissent prendre un caractère dangereux pour les variétés de malades à qui elles s'adressent, soit qu'en raison de l'évolution trop avancée de certaines hypertensions ces bains aient perdu de leur efficacité. Nous aurons fait leur énumération quand nous aurons demandé à nos confrères de maintenir éloignés de Royat :

1° Les *malades porteurs d'une eclasie aortique* ;

2° Les *néphrétiques* en phase d'évolution aiguë : grosse albuminurie, hématurie, etc., etc., surtout cylindres granuleux.

3° Les *grands insuffisants du myocarde*, à asystolie confirmée, ou ayant simplement présenté, soit de l'œdème aigü du poumon, soit des phénomènes angineux graves, ou même simplement, un œdème prétibial permanent, rebelle à toute médication digitalique appropriée.

Quelques Renseignements sur la Station...

En bon enfant de Royat qui a l'avantage et l'honneur d'exercer la médecine dans son pays natal, nous désirerions vivement agrémenter la lecture de ce petit opuscule d'un chapitre terminal consacré à l'historique de la Station, et notamment à son origine gallo-romaine.

Une telle digression risquant toutefois de déborder le cadre médical de ce petit travail, nous préférons nous abstenir et lui substituer quelques renseignements d'ordre pratique relatifs au climat et aux diverses époques de la Saison.

Situé à 450 m. d'altitude, au sein d'une vallée granitique à sol poreux et bordée de collines verdoyantes qui laissent apercevoir dans le lointain et dans des directions opposées : la chaine des Dômes (dont le Puy de Dôme) et la riche plaine de la Limagne, Royat possède un climat tempéré, exempt des grands froids comme des fortes chaleurs et surtout de toute humidité.

La saison y commence le 15 avril, pour s'achever le 15 octobre.

Entre ces deux dates, les baigneurs trouvent dans les hôtels et villas tout le confort désirable.

A ceux qui aiment le calme et les joies de la nature, nous conseillons les deux époques qui vont du 1er mai au 15 juin et du 1er septembre au 15 octobre ; à ceux que tentent au contraire, les multiples distractions de la saison estivale, nous indiquons la période intermédiaire : 15 juin — 31 août.

Quelle que soit la période choisie, les baigneurs seront toujours sûrs de pouvoir user, au cours de leur voyage, des moyens de locomotions les plus rapides, ainsi qu'en témoigne le schéma dressé ci-dessous :

Réseaux d'Orléans (gare Royat) et P.-L.-M. (gare de Clermont-Ferrand, 3 kilom.). Trains directs de Paris par le P.-L.-M. jusqu'à la Station. — Royat se trouve à 7 heures de Paris (2 express et 1 rapide par jour dans les deux sens, train de luxe tous les deux jours) — à 5 heures de Lyon — 11 heures de Marseille — 10 heures de Bordeaux — 12 heures de Toulouse — 15 heures de Strasbourg — 16 heures de Metz — 9 heures de Genève — 11 heures de Bruxelles — 13 heures de Londres.